* Artritis *

●●

MEJOR ASESORAMIENTO y AYUDA: ALTERNATIVA NATURAL TRATAMIENTO.

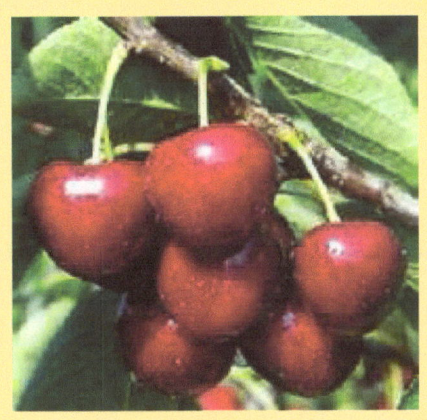

Escrito por: SHEILA BER – Consultor Naturista.

INTRODUCCIÓN:

Soy un tecnólogo químico microbiológico, quien trabaja actualmente como Consultor naturista.

Estoy escribiendo este libro para proporcionar asesoramiento y ayuda, para tratar y prevenir la artritis y problemas relacionados, por eliminar las causas de raíz, en lugar de abordar el síntoma sólo.

Hay muchos factores internos y externos, que influyen en la cuerpo y que afectan a cómo se siente, pensar, actuar, comer. Estos son todos los se manifiesta muchas veces también en el dolor artrítico que causa sufrimientos innecesarios.
Gran parte de los consejos ofrecidos en este libro, es de mi micro-Fondo de químico biológicas, así como a partir de mi experiencia personal.

Dedico el libro a mis hijos de ambos: Bernard y Felipe. Particularmente también a todos aquellos que buscan simple, natural y tratamiento eficaz para eliminar los síntomas artríticos y el dolor asociado con ella.

ÍNDICE:

Hay muchos tipos de artritis, entre osteoartritis y artritis reumatoide. Osteoartritis se caracterizan por el desgaste del cartílago. La artritis reumatoide, por otro lado, es la inflamación de las articulaciones resultante de una infección viral o una respuesta autoinmune.

Aunque todavía no completamente se conoce la causa real de la artritis, varias posibles causas pueden ser debido a: lesiones, infecciones, metabolismo anormal o un sistema inmunológico hiperactivo.

Debido a varias causas, programas de tratamiento, por tanto, se centrarán en las causas específicas.

Síntomas comunes de artritis son: dolor, fiebre, rigidez articular, calor, enrojecimiento e inflamación.

Además, pueden provocar deformidades de las funciones conjuntas limitadas. Si se deja sin tratar, otros órganos del cuerpo como los riñones, corazón y pulmones pueden obtener afectados.

<u>MI MEJOR CONSEJO</u>*:*

El basic causas que contribuyen a la artritis son los siguientes:

1) <u>Alta actividad microbiana</u> que resulta en la inflamación.
Tomar los probióticos ! Tienen muchos beneficios de salud, y ayudan a combatir y eliminar los microbios, que causan inflamación.

Eliminación diaria de química y microbiana toxinas. Toxinas circulan en su cuerpo, afectar negativamente a las articulaciones, causando inflamación, dolor e hinchazón. Eliminación diaria ayuda a reducir todos estos síntomas.

2) <u>Acción mecánica</u> de las articulaciones y la erosión de cartílago.
Cartílago actúa como aislante entre los huesos.
Causas varían e incluyen desgaste: constante uso, abuso o mal uso de la juntas, que aumentan el riesgo de daño a ellos.
Minimizar el uso de tacones altos. Use zapatos cómodos que le proporcionan un soporte adecuado.

Compruebe también su body balance. Cuerpo desequilibrada afecta a la manera de caminar y así también afecta la función mecánica de las rodillas. Si usted siente que le faltan equilibrio, ver a un quiropráctico o un fisioterapeuta. Puede que necesite ajustar su espalda y postura periódicamente.

* Ejercicio: Haciendo ejercicios diarios, dentro de sus límites cómodos, con un poco de reto o resistencia, le ayudará construir resistencia, equilibrio y movilidad.

Por favor ver cláusula #10 a continuación, para obtener más información.

3) <u>Presión</u> - presión de peso pesado, en las articulaciones, especialmente las rodillas, puede contribuir a más daños y erosión de los cartílagos, tendones y los huesos. No lleve cargas pesadas. Peso de la manija que se siente es luz, y que no ejercerá presión sobre las rodillas.
Las rodillas llevan gran parte de su peso corporal.

Si usted tiene sobrepeso, usted se beneficiará grandemente de pérdida de peso que se siente cómoda para usted, y que también beneficiarán las rodillas y otras articulaciones.

4) <u>Temperatura</u>-mantener las articulaciones calientes, especialmente las rodillas durante temporadas de fríos y frescos.
Las rodillas son muy sensibles al frío. Frío agrava y tense, así como todas las otras juntas, resultando en la inflamación y el dolor, especialmente si ya padece de algún grado de artritis.

<u>Solución</u> : Usar calentadores de la pierna, que puede ser jalados sobre sus rodillas, día y noche, para asegurar que se mantienen constantemente calientes!

* Se pueden obtener acrílico de pierna de pollo en más tiendas ensamblándolos, a un precio muy bajo.

Nota: mantener las rodillas caliente, cuando la temperatura de su alrededor es menor de 15 ° C, hace una gran diferencia, a cómo se sienten las rodillas!

5) Humedad -grado de humedad en el aire y el entorno desfavorable menor presión barométrica representan para los enfermos artríticos.

* Tenga cuidado de las articulaciones, especialmente las rodillas, mediante la aplicación de una barrera en la zona de las articulaciones.

Solución : Una barrera adecuada puede ser cualquier aceite de cocina normal, sano, como semilla de uva, almendra, mostaza o incluso aceite de Canola.

Masaje diario, cualquiera de los anteriores en el área, durante unos segundos. El aceite dejará una capa, que mantendrá la humedad hacia fuera.

Además, los aceites que son ricos en antioxidantes, al penetrar la piel, proporcionarán las articulaciones con beneficios para la salud excelente, así como con mucho necesitan lubricación.

6) <u>Imbalanced cuerpo pH</u>. El pH de la sangre debe ser ligeramente alcalina, y si es ácida, da lugar a una mayor actividad microbiana en su cuerpo, privación de oxígeno, por lo tanto mayor nivel de inflamación, que se manifiesta de muchas maneras.

En general el pH del cuerpo tiene un efecto significativo en todas las articulaciones, órganos, vasos sanguíneos, tejidos, hormonas, en definitiva, todo el cuerpo sistemas de.
 PH ácido se atribuye al <u>alto</u> consumo de azúcares/carbohidratos, proteínas, aceites y grasas y el estrés.

Para alcalinizar diaria proceda de la siguiente: Tomar 1/2 cucharadita de bicarbonato de sodio (Arm & Hammer) 1 taza de agua con 1 pastilla de potasio. Quizás deba Repita 2 - 3 veces al día, por lo que su cuerpo será ligeramente alcalino: pH 7.0-7.5.

Para probar el pH de su cuerpo, simplemente controlar el pH en la orina, como la siguiente:

Una simple prueba se realiza con un q-Tip (cubierto con cúrcuma y tiene color amarillo claro) y se coloca bajo el chorro de orina.

Si el pH es ácido, permanecerá amarillo, y si es alcalino, el color de la q-Tip aparecerá en color que van de naranja a rojo color vino.

Naranja al vino tinto, son los colores que usted tiene que obtener. Si ves amarillo en su q-Tip, inmediatamente, alcalinizar, tomando su bicarbonato bebida, como se describió anteriormente.

** Para preparar sus Q-Tips para la prueba, siga estos pasos simples: en un recipiente pequeño, coloque varias cucharadas de alcohol etílico (S.D.M farmacia.). Mezclar: 1/2 cucharadita de cúrcuma en polvo. Mezcle bien. Sumerja el 10-20 Q-Tips en la mezcla.

Dejar secar sobre un trozo de papel. Córtelos en 1/2, así que puede usar ambos extremos para más pruebas. Usted tendrá un suministro de mes para hacer sus pruebas de pH diaria.

7) <u>Desequilibrio electrolítico</u> - Si los fluidos corporales de electrolito no están equilibrados, la conductividad eléctrica en las articulaciones no es óptima. Lo que resulta en menos de lo siguiente:
la circulación de sangre, oxígeno, nutrientes y energía.
Para equilibrar los electrolitos toman diariamente: potasio Multi-minerals y también 1 tableta 99 mg - 1-2 x al día.

8) <u>Dieta</u> -Dieta que consiste en excesivas azúcares, carbohidratos y alimentos chatarra que contienen también malsanas aceites y grasas, que pueden ser nocivos y tóxicos a las articulaciones y en general del cuerpo.

El azúcar alto de dietas en cualquier forma, incluyendo carbohidratos, se alimentan las bacterias anaerobias y levadura en su cuerpo, multiplicando los y aumentar el nivel microbiano, que provoca inflamación y dolor, por consiguiente erosión de cartílago de las articulaciones y huesos.

Reducir la ingesta de azúcares/carbohidratos!

Nota: La miel (monosacáridos) con moderación es bueno.
Se descompone y se absorbe más rápidamente, dejando menos tiempo para los microbios para alimentarse y multiplicarse.

Miel puede utilizarse en café, té, panadería y más.
Se mantiene a temperatura ambiente, pero tiene que manejarse con cuidado, siempre utilizando utensilios limpios durante su uso, para evitar cualquier contaminación microbiana.

9) <u>**Estado mental**</u> - Si experimenta estrés que es extremo, o si tus emociones son fluctuantes, fuera de control. Es individual y cada persona extrema varía, según sus capacidades de afrontamiento.

Encontrar maneras positivas para lidiar con ella y no deje que permanecen, ya que es perjudicial para la salud, y sus articulaciones sentirán lo!

Estrés convierte pH cuerpo a ácidos como el siguiente:

MAYOR NIVEL DE ESTRÉS = AUMENTO DE LA ACIDEZ CORPORAL.

AUMENTO DE LA ACIDEZ = NIVEL MICROBIANO.

MAYOR NIVEL MICROBIANO = AUMENTO DE LA INFLAMACIÓN Y EL DOLOR!

MAYOR RELAJACIÓN = DISMINUCIÓN DE ACIDEZ DE CUERPO.

DISMINUCIÓN DE LA ACIDEZ = DISMINUCIÓN DE LA INFLAMACIÓN Y EL DOLOR!

ALCALINIZAR DIARIAMENTE!
Vea la cláusula anterior de #6.

Cuando el pH del cuerpo es muy ácido, que impide las actividades metabólicas normales, resultando en la inflamación y el dolor.

* Acidez cuerpo se detecta en sangre y orina, así como en la saliva.

A detención la progresión de la artritis en su articulaciones, tome los siguientes diarios:

1) GLS-500 -(Sulfato de glucosamina) o GLS-1000, cápsula de 1 - 2 x al día.

Usted puede tomar GLS con comida, si experimenta cualquier incomodidad.

* Dar tiempo a pleno efecto: 3-4 semanas!

2) Boswellia -2 x al día de la tableta de una hierba antiinflamatoria que es muy eficaz. 1.

3) MSM *-(metilsulfonilmetano) 1000 mg. - excelente en la reducción del dolor y la inflamación. Tomar 1 cápsula 2 x al día. Para aumentar el dolor y la inflamación, puede tomar con seguridad 1-6 cápsulas 3 x al día, preferiblemente con el estómago vacío.*

4) Multi-vitaminas.

5) Complejo B *- 1 tableta - 1-2 veces al día, con alimentos, para ayudar con el estrés.*

6) Vitamina D3 *- 4.000-6.000 U.I. cápsulas, 2 veces diarias, tomadas con aceite del aceite/lino Omega para la absorción máxima. La vitamina D es un esteroide antiinflamatorio.*

Es muy beneficioso especialmente en mayor concentración, para mantener la inflamación hacia abajo.

Mantiene huesos saludables y equilibrada de la tiroides. Vitamina D3 puede tomarse con seguridad hasta 10.000 U.I. al día. Mejora en la salud,
y reducción de la inflamación, se notó inmediatamente.

7) Beta caroteno - 1 caplet 2 x al día con los alimentos. Ayuda a combatir la inflamación! Se convierte en vitamina A y se almacena en el hígado.

8) Aceite de hígado de bacalao, aceite de hígado de bacalao es muy anti inflamatorias, como alta en las siguientes: vitamina A y D, omega 3, EPA y DHA. El aceite tiene muchos beneficios para la salud. No puedo enfatizar lo suficiente, lo útil que resulta en reducir la inflamación y el dolor en el las articulaciones, así como en todo el cuerpo. Tomar 2-4 cucharada de aceite de líquido al día, antes o después de las comidas. Aceite de hígado de bacalao también reduce el nivel de colesterol del cuerpo, ayuda a eliminar la inflamación de los pulmones y alivia los síntomas de depresión!

9) *Aspirina* - 81 mg recubiertos - incluso cada otro día. Tomarlo con alimentos sólo! Es muy eficaz en la reducción de la inflamación.

Puede comprobarlo marcando la sangre ESR (tasa de sedimentación eritrocítica) nivel, al tomar un examen de sangre.

10) - Del Citrato del calcio esta forma es más absorbible. Tomar 1.200 mg de-1,500 al día, junto con la vitamina C, para facilitar aún más la absorción, a mantener los huesos fuertes.

11) Enzimas – promueven mejor metabolismo, Y ayudar en la digestión. Tratamientos de la enzima para curado de artritis por mucho han producido resultados más positivos.

El uso de enzimas proteolíticas como Serrapeptase ha demostrado que estas enzimas son capaces de disolver los muertos o los tejidos de la cicatriz sin dañar los tejidos de vida saludable.

Son mucho más segura alternativa para esteroideos y no esteroideos inflamatorias s uch como AINES. También se consideran una opción más segura sobre cualquier tratamiento exótico.

12) **Coenzima Q10** – coenzimas son compuestos orgánicos esenciales que unen a las enzimas para ayudarles a catalizar las reacciones de. La coenzima Q10 impulsar el sistema inmunológico, y ayuda a la producción de energía

13) **Cerezas** – las bayas son muy útiles en la reducción de la inflamación, y son ricas en muchas vitaminas como A, C y potasio. Ayudan a reducir la acidez del cuerpo. Usted puede tenerlos frescos o en cualquier otra forma.

Diluido en 1 vaso de agua, jarabe de cerezo También es útil.

14) **Pulsera de cobre**- cobre se cree que tiene propiedades antioxidantes para impedir que los radicales libres dañen las articulaciones.

Cobre es gradualmente absorbido por la piel, aliviar el dolor.
Usted puede usar de día y de noche. ¡ Funciona!

15) *Ejercicio y Yoga* - usted debe ejercitar diariamente, de 15-20 minutos, para evitar las articulaciones, así como los músculos rígidos. Si no lo hace, usted experimentará pobre movilidad.

Al movilizar o trabajar las articulaciones y músculos, sus cuerpo secretos esenciales bioquímicos fluidos lubricantes, que gradualmente le ayuda a alcanzar una óptima movilidad.

Nota : Incluso si usted está experimentando mucho dolor, hacer sus mejores esfuerzos para ejercer. Se le sólo se sienten mejor después, como el dolor eventualmente se desploma!

Fluidos lubricantes lentamente facilitan el ejercicio. Si estás en el dolor extremo, usted puede tomar Tylenol, 1/2 hora antes del entrenamiento.

Yoga -Hacer yoga incluso 10-15 minutos al día, acostado boca arriba, cómodamente, le proporcionará muchos beneficios para la salud física, mental y espiritualmente.
Puede comprobar algunos de los ejercicios en los siguientes sitios Web:

http://www.eHow.com/way_5344176_top-yoga-Exercises-hip-Pain.html

y

http://www.livestrong.com/article/419696-Gentle-Exercises-Cuando-mentira-abajo /

Espero que la información anterior muy útil.

BER SHEILA, 2012.

Descargo de responsabilidad

SHEILA BER BIOGRAFÍA   2012.

Profesionalmente:

Soy un **Tecnólogo químico microbiológico**, actualmente trabaja como **Consultor naturista**. Trabajé en Microbiología y química, por cerca de 12 años, en las industrias farmacéutica, de cosméticos y de tocador.

Empecé como un analista microbiológico químico. He realizado:
análisis químico y microbiológico de materias primas, productos terminados, variedad de materiales de embalaje y su compatibilidad con la diversa gama de productos terminados.

Se realizaron pruebas de análisis químico con instrumentos tecnológicamente avanzados hasta la fecha, tales como espectrofotómetros y otros aparatos. Pruebas microbiológicas incluyendo la incubación de las muestras y estudios microscópicas de una variedad de bacterias, levaduras y hongos.

También estuve involucrado en investigación y desarrollo y en formulaciones de gran variedad de productos.
He realizado muchas formulaciones y modificar algunos cuando sea necesario.

Yo he avanzado varios años más tarde, a una posición más alta con el título de administrador de Control de calidad.

Mi trabajo incluida:
1) Control de calidad de materias primas, productos terminados, embalaje.

2) Era responsable de gestionar y apoyar al personal del laboratorio.
3) Además, he realizado inspecciones en las instalaciones de producción de la planta, el equipo, incluyendo el sistema de ventilación y otros sistemas. Informes mensuales sobre los hallazgos, mis recomendaciones e implementación de acciones correctivas requeridas.

4) Comunicación con Health Canada, especialmente para obtener sus aprobaciones reglamentarias para nuevos productos y nuevas patentes. Proporcionándoles información MSDS de la materia prima involucrada en todas las formulaciones y documentación.
He disfrutado enormemente todas las obligaciones anteriores.

Es técnicamente muy involucrado trabajo, muy interesante y desafiante.

Personalmente:

*Por lo general, soy bastante poco convencional,
aunque como envejeciendo, ser un poco más
convencional. Me gustan las cosas recto simple, sin
complicaciones!
Me gusta ayudar a la gente. Trate de ver las cosas,
situaciones, desde diferentes perspectivas.
Abstenerse de juzgar a otros, pero necesita saber todos
los hechos y las razones de su comportamiento
particular, pensamientos y acciones, antes de formar
cualquier opinión.
Tomo todo con un grano de sal, siempre permanezca
alerta y precavido.*

*La vida tiene sus altibajos, pero siempre trate de
mantenerse a flote. Es la palabra clave!*

*A menudo revise mis expectativas y pueden bajar a
veces, para mantener las cosas en perspectiva.*

A la edad de 20 años, he realizado 2 años de servicio en el ejército, para ocupar la posición de sargento. Definitivamente, fue una experiencia de vida significativo para mí.

Tengo dos crecido hijos. Me encantan muy caro! Me gusta ser una madre cuida, no es perfecta, con siempre
margen de mejora.

EDUCACIÓN:

*He graduado con **honores en la ciencia,** y con **distinción física.***

Seneca College
Tecnología microbiológica y productos químicos
Escuela técnica
Redacción de arquitectura y mecánica

Escuela de contabilidad
Contabilidad general

OCUPACIÓN:

Actualmente estoy trabajando como Consultor naturista.

HISTORIA DE EMPLEO:

EMPRESA comercial - Toronto de la droga
Tecnólogo químico microbiológico

FABERGE - Toronto
Control de calidad / Gerente de laboratorio

REVLON - Toronto
Control de calidad / Gerente de laboratorio

Negocios de ACCENTURE para utilidades - Toronto
Contabilidad y administración

Me Vivió en:
1) Toronto, Canadá,

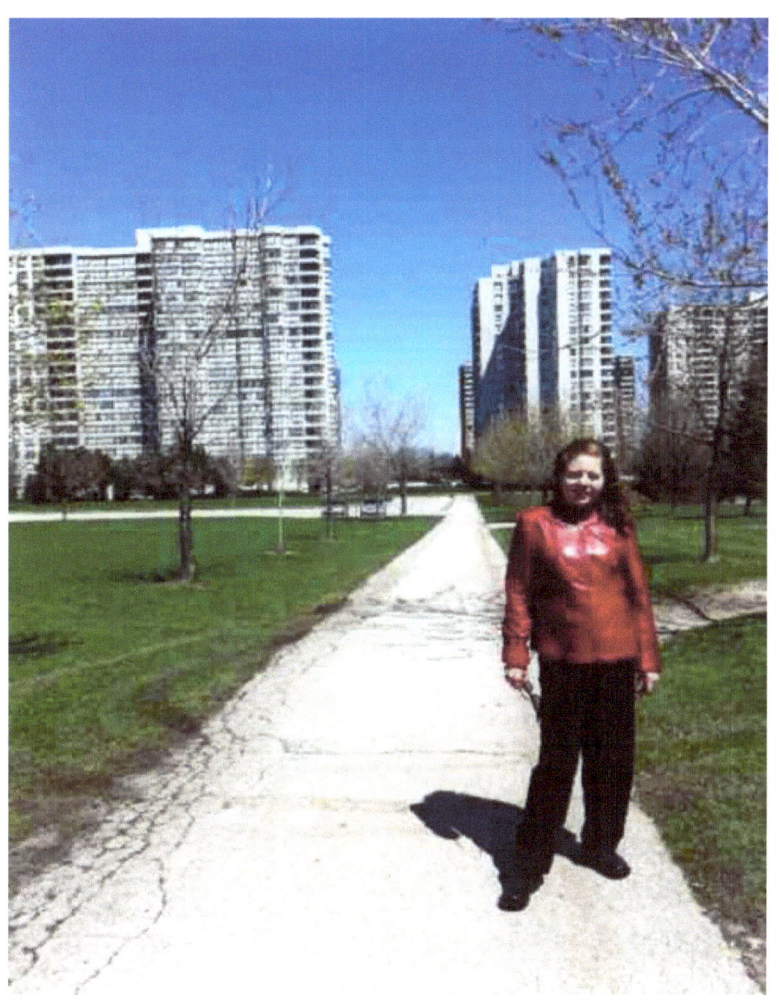

SHEILA BER, 2012.

(SHULLA)

Descargo de responsabilidad.

ALKALIZE y sobreviven!